Dʳ MARTIAL DEJAULT

ANCIEN INTERNE A L'HOPITAL DE TOURS
LAURÉAT DE L'ÉCOLE DE MÉDECINE DE TOURS

DE

L'HYPERTENSION ARTÉRIELLE

Et de son Traitement

PAR LE MASSAGE ABDOMINAL

PARIS

Jules ROUSSET

36, RUE SERPENTE

1902

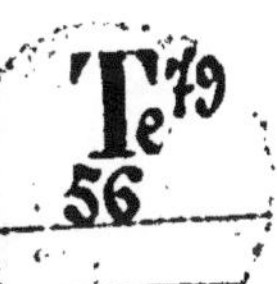

Dr Martial DEJAULT
ANCIEN INTERNE A L'HOPITAL DE TOURS
LAURÉAT DE L'ÉCOLE DE MÉDECINE DE TOURS

DE

L'HYPERTENSION ARTÉRIELLE

Et de son Traitement

PAR LE MASSAGE ABDOMINAL

PARIS

Jules ROUSSET

36, RUE SERPENTE

1902

A MON PÈRE

A MA MÈRE

A MON FRÈRE

A MES SŒURS

A TOUS MES PARENTS

A LA MÉMOIRE DE MON REGRETTÉ COUSIN

LE DOCTEUR H. THOMAS

Médecin en chef de l'hôpital de Tours.

A MES AMIS

A TOUS CEUX QUE J'AIME ET QUI M'AIMENT

Je dédie ce modeste travail en gage de mon affection.

A MES MAITRES DE LA FACULTÉ

ET DES HOPITAUX DE PARIS

A MES MAITRES DE L'ÉCOLE DE MÉDECINE

DE TOURS

A MON PRÉSIDENT DE THÈSE

M. LE PROFESSEUR HUTINEL

Professeur à la Faculté de médecine.
Médecin des hôpitaux,
Chevalier de la Légion d'Honneur.

AVANT-PROPOS

Jusqu'à ce jour, dans les maladies de l'appareil cardio-vasculaire, la thérapeutique a surtout eu en vue l'organe central : on s'est occupé de tonifier le cœur ; la digitale, la caféine, la strophantine ont été mises à contribution pour permettre à l'organe fatigué, épuisé, de subvenir à sa tâche. Mais il semble, que dans certaines maladies de l'appareil vasculaire, où l'hypertension est la règle, on ait parfois trop négligé l'appareil circulatoire périphérique : aussi cette question fera-t-elle l'objet de notre thèse inaugurale. Nous étudierons tout d'abord l'hypertension artérielle, ses causes, ses symptômes, puis nous nous occuperons de son traitement et surtout de son traitement par le massage abdominal.

Mais avant d'aborder l'étude de notre sujet, qu'il nous soit permis de rendre hommage à M. le professeur Huchard ; c'est imbu de ses idées que nous avons écrit cette thèse : les emprunts que nous avons faits à ses travaux, diront mieux que tout, l'admiration et l'estime que nous avons pour lui.

M. le docteur Cautru s'est mis obligeamment à notre disposition ; il a bien voulu nous communiquer plusieurs observations ; nous l'en remercions bien sincèrement.

Non moindre est notre reconnaissance vis-à-vis de MM. les professeurs Budin et Fournier qui nous ont enseigné, l'un l'art des accouchements, l'autre la dermatologie.

Nos maîtres de l'école de Tours ont également droit à notre gratitude : que M. le docteur L. Thomas, chirurgien en chef de l'hôpital de Tours, qui nous a enseigné les principes de la chirurgie et de l'ophtalmologie, reçoive l'assurance de notre plus parfaite reconnaissance.

A M. le docteur Budin, professeur de clinique médicale, dont j'ai eu la bonne fortune d'être l'interne, j'adresse l'expression de ma profonde gratitude.

Je ne saurais non plus oublier toute la bienveillante sollicitude, tout le zèle que MM. les docteurs Lapeyre, Menier, Archambault, Delagenière, Héron et Thierry ont apporté à notre instruction.

Que M. le professeur Hutinel qui nous a fait l'honneur d'accepter la présidence de cette thèse, veuille bien accepter l'expression de notre respectueuse et profonde reconnaissance.

INTRODUCTION

Pour Marey, « la tension artérielle, n'est, en définitive, que la force déployée par le cœur, force mise
en réserve dans l'aorte et les grosses artères. puis
régularisée par l'élasticité des vaisseaux. »

Huchard la définit : « la pression exercée par la
masse sanguine contre les parois vasculaires; elle est
mesurée par la force avec laquelle le sang s'échappe-
rait hors du vaisseau. »

D'après cet auteur, trois éléments entrent en jeu
pour produire la tension artérielle

1° La masse sanguine;

2° L'impulsion cardiaque;

3° La tonicité des artères.

Des trois facteurs qui président à l'état de la ten
sion artérielle, le plus important est certainement la
résistance opposée par les petits vaisseaux. Cette
résistance varie suivant l'état de constriction ou de
dilatation des artérioles. « Encore, faut-il s'entendre,

dit Huchard, sur cette dilatation. Le plus ordinairement, abstraction faite de la masse sanguine, lorsque cette dilatation passive résulte de la paralysie expérimentale ou clinique des vaso-constricteurs, il y a tendance à l'hypertension artérielle. Mais les nerfs vaso-dilatateurs, découverts par L. Bernard, exercent aussi leur action en clinique, comme en physiologie, leur excitation déterminant la vaso-dilatation active aboutit à l'hypertension artérielle (1). » Donc, d'après Huchard, il existerait deux sortes d'hypertension artérielle :

1° L'hypertension artérielle par vaso-constriction ;

2° L'hypertension artérielle par vaso-dilatation.

Comme la physiologie, la clinique démontre parfaitement l'existence de ces deux variétés. Prenons par exemple deux malades atteints d'insuffisance aortique d'origine artérielle : l'un est pâle, les téguments et les muqueuses sont anémiés ; les vertiges et les syncopes qu'il accuse témoignent de l'insuffisance de l'irrigation cérébrale ; le second a le facies vultueux, congestionné, les artères sont soulevées brusquement par l'ondée sanguine à chaque systole ; au cou, la danse des carotides est des plus nettes et les organes sont le siège de congestions passagères. Ainsi le premier malade avait des troubles par ischémie, le

(1) H. Huchard. — Maladies du cœur et des vaisseaux.

second présente des accidents dus à de l'hyperhémie. Celui-ci est un aortique par vaso-dilatation et celui-là un aortique par vaso-constriction ; d'après Huchard ils ont tous les deux de l'hypertension artérielle.

A côté des artério-scléreux rouges, congestifs, enclins aux congestions viscérales, il y a lieu de placer, en effet, les artério-scléreux pâles, anémiques, présentant tous les symptômes de l'anémie cérébrale se traduisant principalement par des troubles céphaliques et des troubles cardiaques.

ETIOLOGIE

L'hypertension artérielle relève de causes multiples : les maladies dyscrasiques jouent un rôle capital dans l'étiologie de ce syndrôme. Parmi elles nous citerons principalement la goutte, le diabète, le rhumatisme chronique, toutes les affections en un mot qui relèvent de l'arthritisme et qui, d'après le professeur Bouchard, sont dues à un « ralentissement de la nutrition générale ». Certaines intoxications comptent également pour une large part dans l'étiologie de l'hypertension artérielle : les intoxications par le plomb, le tabac déterminent l'hypertension par vaso-constriction ; la variété vaso-dilatatrice relèverait plutôt de l'alcoolisme.

Quand l'hypertension artérielle n'est occasionnée que par un spasme artério-capillaire dû à une perturbation nerveuse en général, elle se traduit par des phénomènes transitoires comme la cause qui leur en a donné naissance ; c'est ce que l'on voit aussi à la

suite de fortes émotions, chez les sujets impression-
nables.

M. Huchard reconnaît qu'elle peut avoir aussi une
cause toxi-alimentaire :

« Enfin, j'ai découvert depuis deux ans, dit-il,
que l'hypertension artérielle passagère ou perma-
nente peut avoir une origine alimentaire. Je suis con-
vaincu que les excès et surtout les erreurs d'alimen-
tation, en jetant dans l'organisme un grand nombre
de substances toxiques, telles que les ptomaïnes non
éliminées par le filtre rénal, sont une cause fréquente
d'artério-sclérose ; en un mot, certaines toxines ali-
mentaires possèdent des propriétés convulsivantes
agissant, les unes sur les muscles des membres,
comme dans les cas de contracture des extrémités
d'origine gastrique, les autres sur la musculature vasculaire. Il en résulte dans tout le système artériel, un
état de spasme plus ou moins permanent, lequel produit rapidement de l'hypertension et consécutivement
de l'artério-sclérose.

« Ainsi donc la filiation des accidents aboutissant
au développement de l'artério-sclérose peut être
ainsi résumée : le premier anneau de la chaine pathologique commence à l'adultération sanguine, puis
survient le second stade, d'une importance prépondérante, l'hypertension artérielle, provoquée le plus
souvent par un état de vaso-constriction et parfois de
vaso-dilatation active ; enfin, dans le troisième et

dernier stade, à la faveur de l'irritation vasculaire
produite par cette hypertension artérielle, se déve-
loppent les lésions scléreuses des vaisseaux (1).»

(1) Huchard. — *Traité clinique des maladies du cœur et des
vaisseaux.* 1893.

SYMPTOMATOLOGIE

D'après Huchard, l'hypertension artérielle se traduit cliniquement par des symptômes que l'on peut classer théoriquement en quatre catégories : vasculaires, aortiques, cardiaques et viscéraux.

1° Les troubles vasculaires se traduisent par des phénomènes vaso-moteurs consistant en une vaso-constriction le plus souvent. C'est ainsi que le spasme des capillaires se traduit tantôt par un refroidissement localisé à une zône du corps et principalement aux extrémités, algidité pouvant aller jusqu'à la syncope locale des extrémités. Aux membres inférieurs, cet état spasmodique se manifeste par des douleurs rhumatoïdes et notamment par des crampes au niveau des mollets ; tantôt ce sont des accès vertigineux qui obligent parfois le malade à se cramponner aux objets qui l'environnent, pour éviter une chute imminente ; ailleurs, ce sont des troubles oculaires sous forme d'éblouissements, de dyscromatopsie et d'amblyopie transitoires. Ici, c'est un état de somnolence qui attire l'attention, là une pâleur anémique des téguments et des muqueuses, contrastant avec l'aspect vultueux, animé et pléthorique de cette autre catégorie de malades où l'hypertension artérielle est due à l'excitation des vaso-dilatateurs. Tandis que chez ces derniers, le pouls est plein, impulsif, résistant, chez les autres, il est serré, tendu, comme rétracté. Enfin, par les tracés sphygmographiques obtenus avec l'appareil de Potain, on peut être renseigné sur le degré de l'hypertension artérielle. Généralement le pouls présente une fréquence anormale ; la tachycardie sans atteindre le chiffre élevé que l'on observe dans le goitre exophtalmique peut cependant dépasser cent pulsations.

2° Les symptômes aortiques sont importants et décèlent nettement l'hypertension des vaisseaux. Le meilleur signe pour Huchard est le « retentissement diastolique de l'aorte en coup de marteau » et c'est dans le deuxième espace intercostal droit, près du rebord sternal, qu'on le perçoit le plus nettement. « Il faut bien se garder, dit Huchard, de confondre ce retentissement diastolique de l'aorte avec le bruit clangoreux ou l'éclat tympanique du même vaisseau. Ce bruit, comme le dit Noël Guéneau de Mussy, a une amplitude, une redondance, une vibration métallique caractéristique ; il est au bruit normal ce que le souffle amphorique est au souffle bronchique. Le retentissement diastolique est simplement une modification dans l'intensité et la tonalité du second bruit du cœur : son éclat clangoreux ou métallique résulte d'une modification dans son timbre. C'est pour cette raison que les auteurs ont assigné à ce dernier un ton ou un écho métallique, qu'ils l'ont comparé à la résonnance d'une clochette ou d'un gong (Gairdner). Vous voyez qu'il est nécessaire de distinguer cliniquement ces deux bruits : le retentissement diastolique et le bruit clangoreux de l'aorte. Le premier signifie élévation de la tension artérielle ; le second dilatation de l'aorte avec ou sans hypertension artérielle. Celui-là est une simple augmentation d'intensité ou de tonalité du second bruit qui devient ainsi plus éclatant ; celui-ci est le résultat d'un changement de timbre du même bruit qui devient métallique, prolongé sous forme d'un écho lointain et progressivement affaibli. Le retentissement diastolique reste bien localisé, il ne s'étend pas au-delà des limites presque normales de l'aorte ; le bruit clangoreux s'entend souvent au-dessus et au-dessous ainsi qu'en dehors de la région aortique.

3° Les symptômes cardiaques de l'hypertension arté rielle se traduisent objectivement par l'exagération du choc précordial que Huchard compare à une sorte de rebondissement très net pour la main qui palpe la région précordiale.

La percussion dénote une notable hypertrophie

cardiaque, hypertrophie très marquée dans les formes vaso-constrictives de l'hypertension.

C'est une sorte d'hypertrophie compensatrice pouvant aboutir à l'insuffisance valvulaire.

L'oreille qui ausculte perçoit un faux bruit de galop mésosystolique que Huchard explique de la façon suivante : « L'effort systolique ne pouvant pas vaincre en une fois les obstacles périphériques tend à se prolonger et à se faire en deux temps. Cette prolongation avec redoublement de la systole se traduit sur les tracés sphygmographiques par une ligne d'ascension trainante et oblique terminée par un léger ressaut, qui parfois a été confondue avec le crochet de l'insuffisance aortique (faux dicrotisme ascendant). »

La perception d'un souffle à la pointe ne s'observe qu'à la phase ultime de l'affection, quand le myocarde épuisé par la lutte, se laisse distendre, entrainant de ce fait une insuffisance fonctionnelle pouvant aboutir à l'asystolie.

4° Les troubles viscéraux se traduisent habituellement par des congestions sous forme d'épistaxis, d'hémoptysies et de troubles cérébraux. Huchard insiste sur la dyspnée, qui est une dyspnée d'effort, et qui survient à la suite de la marche, de la fatigue.

La polyurie n'est pas rare chez les malades atteints d'hypertension artérielle. Elle revêt le type intermittent : elle est modérée et dépasse rarement deux litres et demi par jour : elle est un bon symptôme des lésions qui nous occupent ; par son abondance elle mesure le degré de la tension vasculaire ; son intermittence indique le plus souvent les variations qui surviennent dans le degré de la tension sanguine, nous ne pourrions mieux la comparer qu'à une sorte de manomètre physiologique pouvant dans une certaine mesure renseigner sur le degré de pression intra-vasculaire.

TRAITEMENT

Maintenant que nous sommes en possession des symptômes nous permettant de diagnostiquer l'hypertension artérielle et que nous en connaissons la pathogénie, nous pouvons en déduire des conclusions thérapeutiques, qu'il importe de bien connaitre en thérapeutique.

Avant de commencer le traitement des troubles cardio-vasculaires qui sont liés à l'hypertension, il est tout indiqué de s'adresser avant tout aux causes de la maladie.

C'est ainsi que vous devrez soumettre le malade à un régime sévère visant à la fois les aliments et les boissons.

Vous proscrirez les aliments épicés, les viandes conservées et le gibier, dont les toxines vaso-constrictives sont un facteur important dans la genèse de l'hypertension.

Le lait et les œufs constitueront l'élément de

choix au cours des crises de la maladie qui nous occupe, vous défendrez également l'usage répété des boissons alcooliques, du café, du thé, des liqueurs et du tabac dont l'action néfaste sur les vaisseaux n'est plus à démontrer.

On devra être très sobre dans l'administration des médicaments ; toutefois leur emploi est indiqué lorsqu'il y a lieu de modifier l'hypertension artérielle, source de tous les accidents. C'est moins sur le cœur que l'on devra agir que sur l'arbre vasculaire qui est le siège de la résistance : en effet, il ne faut pas oublier que, dans l'hypertension, le but thérapeutique doit être de soulager le cœur et non de le tonifier par la digitale et la strophantine. On s'adressera donc aux médicaments qui agissent directement sur les vaisseaux, aux médicaments dits *artériels*, aux iodures, au nitrite d'amyle, à la trinitrine en solution alcoolique au 1/100. Leur action vaso-dilatatrice, en diminuant la résistance périphérique, abaisse la tension artérielle et soulage l'action du cœur.

Toutefois, nous ne saurions trop insister sur la place prépondérante qu'il faut attribuer dans le traitement des lésions qui nous occupent à la médication par l'hygiène et les agents physiques, comme le docteur Cautru l'a démontré dans son intéressante communication à l'Académie de Médecine en 1898. Ces idées demandent à être répandues, car à notre époque on a la fâcheuse tendance d'abuser trop de la médication iodurée et digitalique : « On peut se montrer grand praticien, disait Tissot, sans ordonner des médicaments ; le meilleur remède est souvent de n'en prescrire aucun. »

Les idées que nous avons exposées prouvent que la thérapeutique des affections cardio-vasculaires, qui nous occupe, doit changer désormais son orientation : elle n'est plus seulement basée sur la présence et sur l'intensité d'un souffle valvulaire, sur l'état de la contraction du myocarde : elle ne doit pas toujours provoquer l'hypertrophie compensatrice du cœur qui est déjà un acte pathologique, elle doit contribuer au phénomène physiologique de l'adaptation des vaisseaux à la lésion cardiaque ; elle ne doit pas considérer seulement le cœur central, elle doit aussi viser le cœur périphérique, afin d'arrêter dès le début l'évolution progressive des lésions qui deviendront plus tard irrémédiables.

« Quand un obstacle siège dans une machine, dit Huchard, l'ouvrier s'il ne le trouve pas dans le jeu des soupapes, dans le piston ou dans le corps de pompe, s'empresse de le chercher dans les tubes de conduite ou de canalisation. Jusqu'ici, le médecin n'avait dans les maladies du cœur qu'une préoccupation presque constante : la recherche des lésions orificielles et la localisation des souffles valvulaires (1). »

(1) HUCHARD. — *Traité des maladies du cœur* 1893.

La réduction des boissons a également une grande importance afin d'éviter la pléthore sanguine qui aboutira fatalement à l'hypertension. C'est pour cette raison qu'à propos des bons effets du régime dans les maladies de l'estomac Huchard s'exprimait ainsi dans une communication à la Société de thérapeutique (30 août 1884) : « La diète sèche est encore applicable comme j'espère pouvoir le démontrer un jour, à d'autres affections caractérisées surtout par l'excès de tension artérielle chez les athéromateux, chez les individus atteints de néphrite interstitielle, d'affections aortiques ou d'angines de poitrine avec élévation plus ou moins considérable de la pression vasculaire, chez ceux qui sont prédisposés aux hémorrhagies diverses, aux hémorrhagies cérébrales, aux épistaxis, etc... »

On assurera le bon fonctionnement de la peau par les frictions sèches et l'usage répété de bains.

Dans les cardiopathies artérielles, l'obstacle n'est pas au cœur central, mais au cœur périphérique, aux confins du courant circulatoire. C'est là qu'il faut chercher pour le vaincre de bonne heure ; à cette période vouloir tonifier le cœur par la digitale, serait aussi illogique, que si l'ouvrier pour triompher d'un obstacle situé à la périphérie voulait exercer une forte pression sur le piston de sa machine. C'est dans la tunique moyenne des artères que la lésion siège, c'est donc sur elle, qu'il faut agir mécaniquement en

se conformant au principe formulé par Marey que :
« l'élasticité des artères économise le travail du
cœur. »

Le massage général et notamment le massage doux
et profond de l'abdomen répond mieux que tout autre
traitement aux indications que nous avons formulées.
Il a pour effet, comme nous le verrons, de produire
deux phénomènes immédiats : l'abaissement de la
tention artérielle et la diminution du nombre de pul-
sasions cardiaques. Ajoutez à cela une diurèse abondante et une désintoxication du malade dont les urines redeviennent normales comme quantité et comme
qualité. Les observations que nous rapportons plus
loin viennent à l'appui de ces faits.

Mais quel est ce mode d'action du massage abdominal ? Pour Kleen la pression artérielle augmente ;
pour Colombo et son élève Stapfer la pression diminue à la suite d'un massage abdominal énergique. Le
Dr Cautru arrive à peu près aux mêmes conclusions
que Stapfer : pour cet auteur, « le massage profond et
doux amène un abaissement de la tension dans les
artères périphériques et une diminution dans le nombre des pulsations. » En même temps que la pression
diminue, les urines augmentent dans les jours qui
suivent le début du traitement. Ce massage agit sur
la diurèse par le même mécanisme que la digitale,
puisque l'augmentation des urines coïncide, par l'emploi de ces deux moyens, avec la vaso-dilatation et la

diminution de la tension artérielle succédant promptement à un état de vaso-constriction et d'hypertension artérielle. Donc, l'augmentation de la diurèse est liée surtout à l'accroissement de la vitesse du sang dans le rein, qui favorise les phénomènes d'osmose et non à l'élévation seule de la pression vasculaire, comme on le croit généralement. Il s'agit là d'une véritable poussée sanguine, analogue à la brusque poussée de l'eau, à travers une digue rompue. Dans ces cas le liquide prend une vitesse d'autant plus grande que la résistance qui l'a contenu, et qu'il a dû vaincre, a été plus considérable. Faut-il admettre avec Stapfer et Romano une action secondaire sur le cœur et la circulation générale, par une sorte de réflexe dynamogénique dont les expériences sur les animaux et l'observation sur l'homme ont démontré la réalité?

La chose est possible et Stapfer a judicieusement fait remarquer que la circulation locale abdominale tient sous sa dépendance l'intégrité de la circulation en général. Nous allons voir maintenant avec preuves à l'appui que c'est dans les maladies avec hypertension artérielle que le massage abdominal donne les plus brillants résultats, dans les cas, par exemple, de dyspepsie avec intoxication alimentaire, de migraine, simple ou ophtalmique, d'angine de poitrine, vraie ou fausse, du type vaso-moteur et de pléthore abdominale consécutive à la ménopause, aux opérations sur l'utérus ou ses annexes.

Stapfer et Romano (1) admettent à priori l'existence d'un réflexe dynamogénique puissant, facile à mettre en jeu, réflexe cardio-vasculaire ayant son point de départ électif dans les plexus abdominaux ou abdomino-pelviens, excités à travers les parois abdominales par le massage des viscères, particulièrement du paquet intestinal grêle, massage léger et court de préférence et dont les diverses manœuvres kinésithérapeutiques sont les succédanées :

« Nous avons constaté, dit Romano, dans les expériences sur les femmes qui ont donné un minimum de résultat, la vaso-constriction des capillaires digitaux pendant le massage abdominal par frictions circulaires, compressions légères et vibrations compressives à droite et à gauche du promontoire et pendant les effleurages rectaux. Dans les expériences très rares qui ont donné un minimum de résultat nous avons constaté la vaso-constriction pendant le massage, la vaso-dilatation et l'augmentation d'amplitude des ondes du pouls capillaire après le massage.

« Nous avons vu la circulation des capillaires resserrés de la membrane interdigitale des pattes postérieures de la grenouille se ralentir, puis s'arrêter pendant le massage du ventre avec dilatation des vaisseaux et accélération fongueuse du courant sanguin après le massage ou pendant les pauses.

(1) Romano T. — *Thèse, de Paris*, juillet 1895.

« Nous avons constaté 93 fois sur 870 grenouilles environ, l'accélération des battements cardiaques, pendant ou après le massage du ventre ; 11 expériences ont été négatives ou douteuses.

« Au début de l'opération, surtout quand elle est pratiquée sans pause, le ventricule diminue de volume d'une façon très nette ; il se contracte ; il augmente de volume. Pendant le massage léger avec pauses, nous avons vu chez certains animaux le ventricule se gonfler, se ralentir ou même s'arrêter.

« La coloration du sang peut passer du noir au rouge. Vingt-six graphiques pris sur quatre animaux : la pince cardiaque de Marey, nous ont donné une diminution de l'amplitude et dix graphiques pris sur le même animal ont donné une augmentation pendant et après le massage du ventre.

Nous avons constaté à plusieurs reprises, de visu, sur les cobayes, lapins et chiens, un fait analogue à celui que nous avons vu et enregistré sur la grenouille : pendant le massage du ventre le cœur est resserré, tétanisé, presque arrêté parfois en apparence. Après le massage, il se détend et gonfle avec une sorte de trémulation.... Les effets dynamogéniques qu'il engendre (le massage abdominal), dépendent en partie des mouvements imprimés à la circulation abdominale par une alternative de vaso-constriction et de vaso-dilatation rythmées du système mésentérique avec prépondérance de vaso-constriction et par la compression courte et légère de gros vaisseaux à travers les viscères dont la couche élastique répartit peut-être uniformément cette compression. »

Ces expériences démontrent bien que la circulation locale abdominale tient sous sa dépendance l'intégrité de la circulation générale et on comprend ainsi le mode d'action du massage abdominal; en amenant la congestion veineuse de tous les organes du ventre et par conséquent, de l'intestin, du foie et des reins, il régularise la pression sanguine: il détermine, en outre, une excitation des centres nerveux intra-abdominaux tels que le plexus cœliaque et le plexus rénal.

L'action sur le plexus rénal n'est-elle pas démontrée cliniquement par la polyurie, qui suit généralement chaque séance de massage?

M. le docteur Huchard (1) cite plusieurs observations prises dans son service de Necker et démontrant cette action diurétique du massage abdominal. La première a trait à un malade qui, le 15 mars 1898, entre à l'hôpital Necker avec tous les signes d'une cardio-sclérose avec dyspnée toxi-alimentaire. Les deux bases pulmonaires sont le siège d'une congestion passive très accusée et le foie douloureux déborde les fausses côtes de trois travers de doigt.

(1) *Bulletin de l'Académie de Médecine*, séance du 12 juillet 1898.

Après trois massages le malade éprouve un grand soulagement, les urines montent de 500 grammes à 2,500 puis à 3,000 après le cinquième massage; la pression artérielle tombe de 19 à 16. Moins d'un mois après, le malade sort très amélioré; le foie a repris son volume normal, la dyspnée a disparu, et les urines se sont maintenues entre 2500 et 3000 depuis le début du traitement.

Voici un autre malade, cité par M. Huchard, atteint de sclérose cardio-rénale, avec bruit de galop, cœur gros, ayant une pression artérielle à 26, avec une dyspnée des plus intenses, de l'œdème des membres inférieurs. Après trois massages, le pouls tombe de 100 à 92, la pression artérielle de 26 à 19, les urines montent de 1500 à 2200, la dyspnée et l'œdème disparaissent.

Presque tous les malades atteints d'angor pectoris ont de l'hypertension artérielle qui précède d'abord et accompagne ensuite le développement de l'artériosclérose. Donc, première indication thérapeutique :

Il faut combattre par le traitement hygiénique la tendance à l'hypertension artérielle.

L'angine de poitrine vraie est toujours le résultat soit d'une aortite, soit d'une sclérose primitive ou secondaire des artères coronaires, d'où cette deuxième indication :

Il faut diriger le traitement contre l'aortite et le développement de l'artério-sclérose.

En raison de l'aortite qui peut oblitérer ou rétrécir l'embouchure des coronaires, ou encore par le fait de l'altération de ces vaisseaux qui diminue leur lumière dans leur parcours, le muscle cardiaque possède une nutrition incomplète, consécutive à l'insuffisance de l'irrigation sanguine : d'où cette troisième indication thérapeutique.

Il faut favoriser et faciliter le travail du cœur, en s'adressant non au cœur lui-même, mais SURTOUT AUX VAISSEAUX. Supprimer tous les obstacles périphériques et combattre la tendance au spasme artériel, favoriser la circulation aux confins du système circulatoire, surveiller la circulation des extrémités par des frictions répétées et par le massage, diminuer l'hypertension artérielle, en un mot, ouvrir largement les voies circulatoires, n'est-ce pas là un moyen de diminuer d'abord, de faciliter et de fortifier ensuite le travail du cœur central ? Celui des angineux, dit Huchard, « est toujours en imminence de surmenage et de fatigue, il est placé, par l'insuffisance de son irrigation sanguine, dans des conditions d'infériorité fonctionnelle dont il faut tenir le plus grand compte ; sa puissance contractile s'abaisse de 10 à 5 ; on ne peut donc pas lui demander le même fonctionnement que l'on réclamerait à un organe absolument sain. » A côté de l'iodure de sodium qui est le médicament anti-sténocardique par excellence, à côté du traitement hygiénique dont nous connaissons la nécessité dans les affections du cœur, nous conseillons le traitement par le massage abdominal qui soulage le cœur central en diminuant la résistance périphérique. Nous avons vu que sous son influence l'hypertension artérielle diminue, le nombre des pulsations s'abaisse et la quantité des urines augmente, produisant ainsi tous les bons effets de la digitale sans en présenter les inconvénients. Les observations que nous relatons plus loin viennent à l'appui de ce que nous avons dit sur l'action bienfaisante du massage abdominal dans les cardiopathies artérielles avec hypertension.

Dans les crises gastriques que l'on observe dans la dyspepsie des artério-scléreux les effets du massage abdominal ne sont pas moins remarquables. C'est ainsi que chez une femme malade adressée au docteur Cautru par le docteur Segond, en juillet 1895, les massages abdominaux firent cesser des troubles gastriques très intenses consécutifs à une hystérectomie vaginale. Pour régulariser la circulation et réduire au minimum les effets d'hypertension passagère dont cette malade était atteinte et chez laquelle il fallut plusieurs fois recourir à la saignée pour faire cesser des phénomènes nerveux graves et cette sensation pénible de battements artériels qui caractérise l'affection, M. Cautru dut faire de juillet 1895 à jan-

vier 1896, 50 massages, 55 dans les douze mois de
1896, 16 seulement en 1897, 10 en 1898 et quelques
uns l'année suivante : à la suite de ce traitement la
malade fut très bien portante et put supporter la fatigue sans en souffrir.

Dans plusieurs cas de migraine et notamment de
migraine ophtalmique où l'hypertension artérielle est
de règle les résultats du massage furent surprenants.
Chez une malade du docteur Cautru, les crises de
migraine ophtalmique se sont espacées, sont devenues
de moins en moins violentes et, depuis six mois, il ne
s'en est produit aucune, alors qu'auparavant la malade
en avait au moins une par semaine depuis plusieurs
années (1).

Une autre malade observée en 1901 à l'hôpital
Necker atteinte également de migraine ophtalmique
a vu ses crises s'espacer et diminuer de durée et de
violence. De temps à autre, elle éprouve encore une
atteinte assez légère de son mal, mais il s'agit de
poussées congestives passagères dues à une hystérectomie faite il y a deux ans environ.

(1) Cautru. — Extrait des comptes rendus au Congrès de médecine, Lille, 1899.

OBSERVATIONS

OBSERVATION I (personnelle).

Angine coronarienne d'origine tabagique.

Entré à l'hôpital le 5 mars 1900, le malade, âgé de 60 ans, raconte qu'il a été toute sa vie un grand fumeur et un gros mangeur de viande. Depuis un an il a de fréquentes crises, d'angor pectoris des plus caractéristiques qui se répètent au moindre effort.

Devant l'échec complet du régime lacté et de la trinitrine on soumit le malade au massage abdominal, qui fut fait par M. F..., externe du service, puis par moi. Les crises diminuent d'abord, puis disparaissent ; les urines augmentent en même temps que la capacité respiratoire : la tension artérielle se rapproche de la normale pendant le traitement. Le 21 mars, l'oppression avait disparu, la marche devenait plus facile : le 30 mars M. X... put faire plusieurs kilomètres à pied sans la moindre difficulté.

La pression est tombée à 21 et le pouls à 80'. Le 11 avril, la pression est à 21 et le 28 avril, dernier massage de la première série, la pression est tombée à 19 1/2. Deux mois plus tard, je revois le malade qui n'a pas eu une seule crise depuis, mais la pression étant remontée à 21 je lui fais dix massages qui la font tomber à 20 et améliorent encore le malade. En juin M. Huchard revoit le malade et déclare que son état est absolument normal.

OBSERVATION II

(Communiquée par Cautru, ancien interne de M. Huchard.)

M. L...., âgé de 43 ans, grand fumeur, avait eu ses premières crises, en 1889, à la suite de soucis d'argent et de grands chagrins, causes déterminantes, car, dyspeptique depuis longtemps, très constipé, ses crises éclataient toujours à la suite d'efforts et souvent spontanément, mais toujours après les repas : la fin de la digestion ou un vomissement amenait la cessation de l'angor.

Lorsque je le vis, en 1893, ses crises se reproduisaient depuis un an presque chaque jour. Comme il s'agissait d'un hypopeptique, dilaté, avec ballonnement du ventre, constipation, etc., je lui fis une série de massages qui amenèrent la disparition des crises d'angor. Dès le troisième jour du traitement il se produisit une diurèse abondante et à partir de ce moment le malade put marcher après les repas sans avoir de crises. Voici quelle était l'analyse du suc gastrique qui fut faite plus tard :

$$
\left.
\begin{array}{l}
A = 153\dots\dots\dots\dots \\
H = 21\dots\dots\dots\dots \\
C = 114\dots\dots\dots\dots \\
H+C = 114\dots\dots\dots\dots \\
T = 280\dots\dots\dots\dots \\
F = 166\dots\dots\dots\dots \\
\dfrac{T}{H} = 1,68\dots\dots\dots\dots \\
\dfrac{A-H}{G} = 1,41\dots\dots\dots\dots
\end{array}
\right\}
\quad
\begin{array}{l}
\text{Liquide peu abondant} \\
\text{mal émulsionné.}
\end{array}
$$

OBSERVATION III

Aortite chronique — Angine coronarienne.

Le nommé B..., chauffeur, entre à l'hôpital Necker le 21 juin 1900 pour une dyspnée d'effort et douleurs précordiales s'irradiant dans le bras gauche. Ancien syphilitique, colonial, il a toujours fait abus du tabac et de l'alcool. Depuis quatorze mois environ, il est sujet à des crises d'angine de poitrine.

Après l'avoir examiné, M. Huchard porte le diagnostic suivant :

Aortite chronique avec ectasie, insuffisance aortique et accès d'angine coronarienne ; râles sous-crépitants aux deux bases, foie douloureux à la pression. Après quelques semaines de repos le malade sort de l'hôpital pour y rentrer quelque temps après. L'état est le même, le foie douloureux, les crises d'angine de poitrine sont fréquentes. M. Krikortz, élève au service, et moi soumettons le malade au traitement suivant : pétrissage de l'abdomen, des membres et des parties superficielles du tronc, associé à des mouvements passifs des quatre membres et au tapotement du thorax et du dos.

Les deux premiers massages, sont suivis d'une forte dyspnée et d'une sensation de barre épigastrique extrêmement douloureuse :

8 décembre. Massage et gymnastique :

	Avant	Après
Pression artérielle....	16	17
Pouls...............	80	68

10 décembre... Le creux épigastrique est moins sensible :

	Avant	Après
Pression artérielle...	16	16 1/2
Pouls.............	76	76

11 décembre.

	Avant	Après
Pression artérielle....	16 1/2	16 1/2
Pouls..............	68	80

En dehors du massage général et local on pratique un très léger tapotage avec vibrations de la région précordiale. Cette région est devenue moins sensible à la pression et la dyspnée diminue.

12 décembre :

	Avant	Après
Pression artérielle....	16 1/2	17
Pouls..............	76	80

16 décembre. Le malade peut sans dyspnée et sans crises, monter et descendre la deuxième étage de l'hôpital pour se rendre au jardin.

	Avant	Après
Pression artérielle....	15	13 1/2
Pouls	64	64

Il quitte l'hôpital n'ayant pas eu une seule vraie crise d'angine depuis le début du massage ; la barre épigastrique a presque disparu.

OBSERVATION IV

(Due à l'obligeance du Docteur Cautru.)

La malade qui fait le sujet de cette observation, est une femme de 42 ans dont le père est mort de tuberculose. Bien portante jusqu'à l'âge de 35 ans, on lui enlève à cette époque des ganglions de l'aisselle, probablement d'origine bacillaire. A 40 ans, elle commence à souffrir de l'estomac ; l'appétit est conservé, mais une heure ou deux après les repas elle éprouve des brûlures au creux épigastrique et tout le long de l'œsophage ; ces brûlures s'accompagnent de douleur s'irradiant le long des nerfs intercostaux et se prolongeant quelquefois jusque sur le trajet des nerfs du bras gauche; elles durent de 1/4 d'heure à une heure, après quoi la malade se sent bien. Peu à peu les douleurs s'accentuent, la malade digère de plus en plus difficilement et les crises prennent nettement le caractère de celles de l'angine de poitrine.

Après tous les repas, au bout d'une heure ou deux, survient la sensation de brûlure suivie immédiatement d'une douleur dans le bras gauche dont elle suit le bord interne pour aller se perdre dans l'annulaire et le médius. En même temps se produit une violente douleur suivant le trajet d'un nerf intercostal et qui va se perdre au niveau de la deuxième vertèbre dorsale gauche, où elle constitue un point extrêmement sensible : alors la bouche de la malade se remplit d'eau en telle abondance, qu'elle nous dit pouvoir en certains cas, mouiller huit ou dix mouchoirs.

Quelquefois au début de la crise survient un vomissement qui la fait cesser.

Dans certains cas il se produit une série de crises, surtout lorsque la malade veut faire un effort quelconque, celui de la marche, par exemple.

Je vois la malade pour la première fois, le 1er novembre 1896 et je constate une légère dilatation de l'estomac avec tachycardie (pouls: 96 ; l'analyse du suc gastrique dénote l'absence d'acide chlorhydrique libre :

$$A = 112\ldots\ldots\ldots\ldots$$
$$H = 0\ldots\ldots\ldots\ldots$$
$$C = 151\ldots\ldots\ldots\ldots$$
$$H+C = 151\ldots\ldots\ldots\ldots$$
$$T = 415\ldots\ldots\ldots\ldots$$
$$F = 264\ldots\ldots\ldots\ldots$$
$$\frac{A-H}{G} = 74\ldots\ldots\ldots\ldots$$
$$\frac{T}{F} = 1,64\ldots\ldots\ldots\ldots$$

Syntomie abondante,
Liquide assez abondant.
Mal émulsionné.

2 nov. 1896.

WINTER.

Je commence à masser la malade le 3 nov. et dès le 5 elle ressent une amélioration des symptômes nerveux, les crises n'étant plus déjà qu'à l'état d'ébauche. Le 11 nov., les digestions se font bien, les brûlures ont presque complètement disparu et on constate que la malade n'a pas eu une crise complète depuis le commencement du traitement.

Le 17 décembre, une deuxième analyse du suc gastrique donne les résultats suivants :

$$A = 191.....................$$
$$H = 0.....................$$
$$C = 221.....................$$
$$H+C = 224.....................\quad \text{Syntomie : traces.}$$
$$T = 415.....................$$
$$F = 191.....................$$
$$\frac{A-H}{C} = 86.....................\quad \text{Liquide bien émulsionné.}$$
$$\frac{T}{F} = 2,16.....................$$

L'amélioration réside dans la façon dont se fait l'évolution digestive dont le chiffre $\frac{T}{F}$ est monté de 161 à 2,16.

La malade se sentant mieux reprend ses occupations et part en voyage. J'ai appris depuis que la terminaison habituelle de la vraie angine de poitrine s'était produite pendant une crise, venant ainsi confirmer le diagnostic ; je sus en même temps que Mme X... avait négligé de suivre le régime prescrit et qu'elle s'était adonnée, comme avant la maladie, à l'abus de boissons alcooliques et de tabac.

OBSERVATION V

(Communiquée par le docteur Cautru).
Extrait du *Bulletin de thérapeutique*, 1899.

En octobre 1897, je vis arriver chez moi un malade en pleine crise d'angor pectoris provoquée par l'effort qu'il avait fait pour monter quelques marches et qui le cloua sur place un instant. Son aspect était des plus caractéristiques : debout, incapable de faire un mouvement, ni de parler, le visage pâle, couvert de sueurs froides, il paraissait souffrir affreusement ; bientôt survint une série d'éructations qui parurent le soulager, puis il rendit son repas et la crise cessa. Il me raconta que depuis un an il était sujet à ce genre d'accidents qui survenaient toujours après le repas lorsqu'il se mettait trop tôt en marche. Dans certains cas, la crise légère cessait après quelques éructations, le plus souvent après vomissement. Elle débutait toujours de la même façon, par une douleur vive au niveau du sternum avec sensations de coups de poignard et se propageant dans le dos et le long du bras gauche, donnant au niveau du poignet la sensation d'étreinte dans un anneau de fer. De souche arthritique, le malade me dit avoir eu plusieurs attaques de rhumatisme articulaire aigu, dont une entre autres le tint au lit pendant une partie de l'hiver 1881-1882 ; il avait eu en outre plusieurs accès de goutte et de gravelle.

Exerçant la profession de marchand de vins, il avait naturellement abusé de boissons alcooliques. En l'examinant, je constatai une distension énorme de l'estomac et de l'intestin, un peu d'emphysème pulmonaire et de bronchite chronique des bases, de l'hypertension artérielle avec retentissement diastolique à l'aorte et un souffle à la pointe au premier temps. L'aspect du malade était celui du pléthorique à circulation veineuse ralentie.

Je lui fis de suite un massage abdominal qui amena une détente immédiate et la disparition de cette gêne précordiale avec sensation d'étouffement qui persistait toujours après chaque crise. Le même traitement fut continué tous les jours et bientôt le malade put faire une course assez longue, après les repas, sans avoir de crises. Je cessai le traitement après quinze massages et je ne le revis qu'en juillet 1898. L'amélioration s'était maintenue il n'avait pas eu une seule grande crise depuis le moment où je l'avais traité. Il avait pu reprendre son métier de marchand de vins et en était quitte, lorsqu'il se surmenait, pour éprouver des douleurs peu vives d'ailleurs, dans le bras gauche, précédées d'une gêne précordiale.

OBSERVATION VI

Due à l'obligeance du docteur Cautru.

Angine de poitrine tabagique chez un artério-scléreux.

M. de X... depuis l'âge de quinze ans a abusé du tabac. Très bien portant jusqu'en septembre 1897, il ressentit à cette époque les premières crises de son mal : en octobre, il consulta M. Huchard, dont le traitement amena rapidement une diminution dans la fréquence et l'intensité des crises. Comme celles ci ne disparaissaient pas tout à fait, qu'elles se produisaient encore, à la suite d'une marche, par exemple, et laissaient après elle une gêne précordiale constante augmentée par le moindre effort, M Huchard m'adressa le malade, en juillet 1898 avec le diagnostic ci-dessus énoncé. La pression artérielle était de 23 au sphygmomanomètre de Potain, le pouls battait à 104. Je commençai une série de massages abdominaux et j'obtins les modifications suivantes qui se produisirent parallèlement à une amélioration notable de la santé du malade.

5 juillet 1898 :

1er massage :	pouls,	avant :	104;	après :	96.
	pression,	—	23;	—	21.
2e	— pouls,	—	104;	—	96.
	— pression,	—	22;	—	19.
3e	— pouls	—	100;	—	92.
	— pression,	—	21;	—	171/2
4e	— pression,	—	19;	—	18.1
5e	— pression,	—	20;	—	17.
6e	— pression,	—	18;	—	17 1/2

Le malade nous quitte alors très amélioré. Depuis le 3ᵉ massage, il n'a pas eu de vraie crise et la gène précordiale a complétement disparu.

OBSERVATION VII

Du même auteur

Angine tabagique coronarienne.

Le 12 mars 1898. M. Huchard, me confie un malade âgé de 60 ans, qui selon sa propre expression, se sent « toujours sur le point d'avoir une crise », crise qui éclate au moindre effort. et le plus souvent après les repas. Le malade, fils d'arthritique, est un type de congestif à pléthore abdominale. Fumant depuis l'âge de quinze ans presque sans discontinuer. il avait eu à 58 ans sa première attaque d'angine de poitrine. Lorsque je vis le malade sa pression artérielle était de 30, son pouls battait à 96. Après le premier massage ces chiffres tombèrent à 23 et 86. Une amélioration rapide se produisit. Voici les chiffres assez éloquents par eux-mêmes.

14 avril. — Avant le premier massage :

    Pression artérielle.....   23

    Pouls   61

    Capacité respiratoire...   2.600

    Urine des 24 heures...   1 litre.

15 avril. — Après massage d'une demi-heure :

    Pression artérielle.....   23

    Pouls   60

    Capacité respiratoire...   2.800

    Urine................   3 litres.

18 avril. — Avant le massage :

    Pression artérielle.....   23

    Pouls   61

Capacité respiratoire... 2.400
Urine.... .... 21.500

19 avril. — Après le massage :
Pression artérielle..... 21
Pouls 60
Capacité respiratoire... 2.800
Urine............... 3 litres.

21 avril. — Avant le massage :
Pression artérielle..... 18
Pouls 64
Capacité respiratoire... 2.600
Urine............... 2 litres.

22 avril. — Après le massage :
Pression artérielle..... 16
Pouls 60
Capacité respiratoire... 2.700
Urine............... 3 litres.

23 avril :

	Avant	Après
Pression artérielle.....	16	15
Pouls	66	64
Capacité respiratoire...	2.709	2.700

25 avril :

	Avant	Après
Pression artérielle.....	16	15
Pouls .....:...........	66	62
Capacité respiratoire...	2.600	2.700

27 avril. — Le malade quitte l'hôpital sur sa demande, n'ayant pas eu d'accès depuis le début du massage, et se sentant très amélioré.

L'observation précédente démontre que l'on peut avec succès régulariser la pression sanguine et les battements cardiaques en joignant au massage les différentes pratiques de la gymnastique suédoise passive.

Le malade semble d'après les chiffres de sa pression artérielle être en hypotension, mais peut-être que chez lui cette hypotension n'est que relative puisqu'il ne se trouve vraiment bien que lorsque sa pression artérielle de 16, est tombée à 15, puis à 13,5

CONCLUSIONS

En résumé, nous dirons que le massage doux et profond de l'abdomen détermine :

1° L'abaissement de la tension artérielle ;

2° La diminution du nombre des pulsations cardiaques ;

3° Qu'il soulage le cœur en diminuant la résistance périphérique ;

4° Qu'il provoque une diurèse abondante par le même mécanisme que la digitale, et que cette diurèse est liée à l'accroissement de la vitesse du sang dans le rein qui favorise les phénomènes d'osmose glomérulaire ;

5° Qu'il amène de ce fait une désintoxication du malade, dont les urines redeviennent normales comme quantité et comme qualité ;

6° Qu'en définitive le massage abdominal constitue, selon nous, un excellent mode thérapeutique de tous les phénomènes morbides occasionnés par l'hypertension artérielle.

BIBLIOGRAPHIE

Marey. — Physiologie médicale de la circulation du sang.

Dechambre. — Dictionnaire encyclopédique des sciences médicales.

Monneret et Fleury. — Compendium de médecine pratique.

Jaccoud. — Nouveau dictionnaire de médecine et chirurgie pratiques.

Trousseau. — Clinique médicale.

Huchard. — Maladies du cœur et des vaisseaux, 1889, 1893.

Cautru. — Communication à l'Académie de médecine 1898.

Extrait des comptes rendus au ve Congrès de médecine de Lille, 1899.

Extrait du Bulletin de thérapeutique, 1899.

Dieulafoy. — Traité de pathologie interne.

Charcot, Bouchard et Brissaud. — Traité de médecine.

Robin. — Traité de thérapeutique appliquée.

G. Lyon. — Thérapeutique clinique.

Lemoine. — Thérapeutique clinique.

Romano. — Thèse, Paris, juillet 1895.

Lancereaux. — Gazette médicale, 1861.

G. Sée. — Maladies du cœur, 1889.

Peter. — Traité des maladies du cœur.

Guimbail. — La thérapeutique par les agents physiques.

IMPRIMERIE F. DEVERDUN, BUZANÇAIS (INDRE)

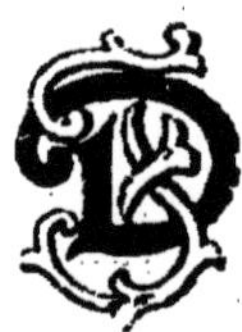

BUZANÇAIS (INDRE), IMPRIMERIE F. DEVERDUN.

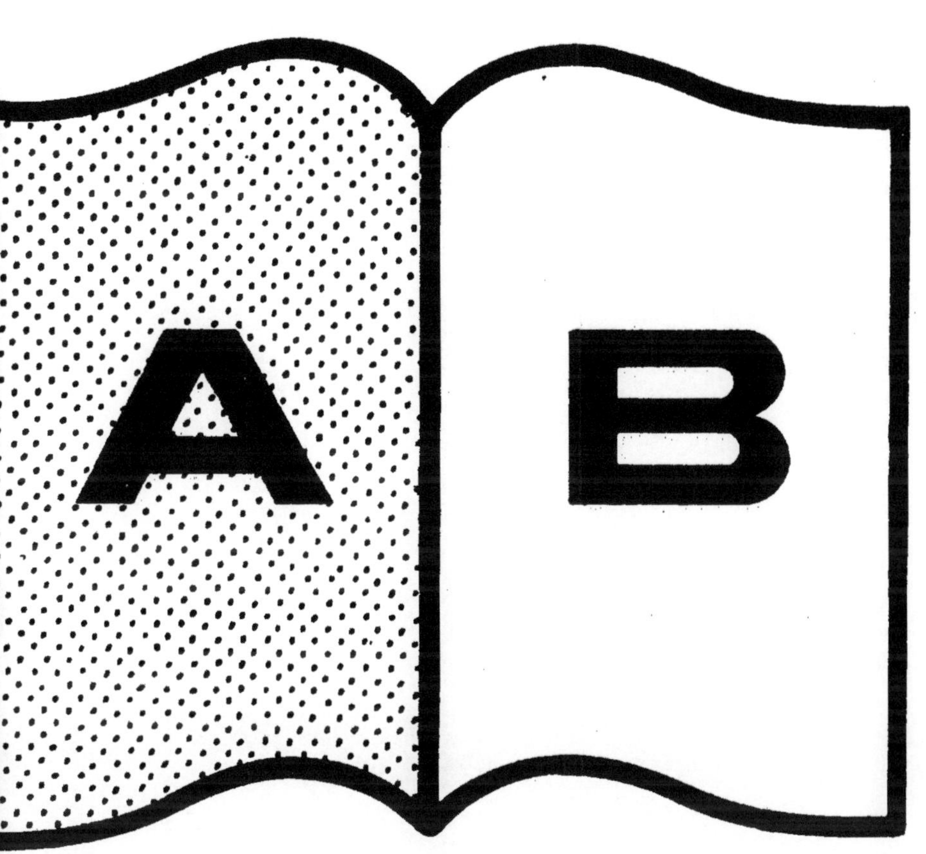

Contraste insuffisant

NF Z 43-120-14